AF312011

CONTRIBUTION A L'ÉTUDE

DE

L'ÉTIOLOGIE DE L'ÉROSION DENTAIRE

DEUX CAS

D'IMPLANTATION DENTAIRE CONSOLIDÉE

AVEC PRÉSENTATION DE MALADES

Communications faites à la *Société de Stomatologie de Paris*
(Séance du 19 juin 1899)

PAR

Le Docteur Oscar AMOEDO

PROFESSEUR A L'ÉCOLE ODONTOTECHNIQUE

PARIS

G. STEINHEIL, ÉDITEUR

2, RUE CASIMIR-DELAVIGNE, 2

—

1899

CONTRIBUTION A L'ÉTUDE

DE

L'ÉTIOLOGIE DE L'ÉROSION DENTAIRE

DEUX CAS

D'IMPLANTATION DENTAIRE CONSOLIDÉE

AVEC PRÉSENTATION DE MALADES

Communications faites à la *Société de Stomatologie de Paris*
(Séance du 19 juin 1899)

PAR

Le Docteur Oscar AMOEDO

PROFESSEUR A L'ÉCOLE ODONTOTECHNIQUE

PARIS

G. STEINHEIL, ÉDITEUR

2, RUE CASIMIR-DELAVIGNE, 2

1899

L'ÉTIOLOGIE DE L'ÉROSION DENTAIRE

Tout d'abord, il est important de bien fixer le sens du mot érosion. La lésion qu'il représente n'a pas toujours été décrite sous ce nom.

Beaucoup d'auteurs, en effet, réservent le terme *érosion* (du latin *erosio, erodere,* ronger) aux lésions dentaires produites par l'action d'agents corrosifs. C'est ainsi que E. F. Darby, Perry, Kirk, Bœdecker et tous les auteurs américains et anglais, appellent érosions les lésions dues aux sécrétions acides des glandes des lèvres, combinées avec la brosse à dent, lésions que nous appelons *usures*.

Ils appellent atrophie ce que nous nommons actuelle‑ment érosion. Fournier, dans l'article *Dent* du *Diction‑naire* en 60 volumes ; Harris et Austen, dans leur *Traité de l'art du dentiste,* et beaucoup d'autres (Parrot) la décri‑vent aussi sous le nom d'atrophie.

Il est bon, croyons-nous, d'être averti de ces différences d'appellation qui pourraient jeter le trouble dans l'esprit d'un lecteur mal informé.

Il est certain que le terme érosion, tel qu'il est compris en Amérique, est plus conforme à la source étymologi‑que ; mais l'usage a prévalu en France, d'appeler atro‑phie les anomalies de volume.

Cependant, on pourrait trouver une raison d'être du vocable érosion, pris au sens où nous l'employons, dans ce fait que la dent semble usée, rongée, taraudée.

Voici d'ailleurs ce que dit Fournier (Leçons cliniques, 1894) au sujet de cette dénomination :

« Je trouve le mot érosion à la fois excellent et mauvais. Excellent, lorsqu'il y a simple érosion au milieu de la dent, ou perte de substance sur une certaine zone ; c'est

alors que la dent parait bien avoir été érodee, grattée ;
mais il est détestable, mauvais, parce que l'érosion,
l'usure de la dent, n'est qu'apparente. L'érosion suppose,
en effet, une perte de substance, une entaillure, une usure
d'une surface saine à l'origine. Or, ici, il n'y a jamais eu
de substance, ni de surface saine. Il n'y a donc pas érosion, mais bien non-formation. Ce qu'on appelle érosion
dentaire est donc le résultat d'une dystrophie dentaire,
la conséquence et la traduction d'un arrêt temporaire dans
le développement de la dent. »

Nous n'ajouterons rien à ces remarques si judicieuses
de l'illustre professeur, et nous conserverons comme lui
le terme érosion.

Maintenant, voici l'objet de ma communication : je vous
apporte ce soir une observation d'érosion dentaire, dont
l'étiologie n'a pas été décrite jusqu'ici. La voici :

OBSERVATION.

Mme C..., de Buenos-Aires, m'amena sa fille àgée de
18 ans, pour me consulter sur la cause et le traitement de
la lésion que présentaient les dents de son enfant.

Cette demoiselle, fort belle et robuste, n'a pas d'antécédents héréditaires. Nuls sont les antécédents patholo-
giques personnels. Elle porte binocle, pour une lésion
oculaire que nous verrons plus loin.

L'examen de la dentition me révéla les particularités
suivantes :

Les dents des deux arcades sont régulièrement placées.
Les incisives centrales supérieures présentent des érosions sur le tiers moyen de leurs faces labiales et lin-
guales.

Ces érosions s'étendent sur toute la largeur des dents,
c'est-à-dire, du bord mésial au bord distal.

Les incisives latérales présentent la même lésion, mais
moins étendue, le tiers tranchant de la dent étant seul
altéré.

Les canines ont leur tiers libre érodé. Les premières
grosses molaires ont disparu. Quant aux bicuspides et

aux deuxièmes et troisièmes molaires, elles sont normales.

En bas, on retrouve des érosions très nettes sur les incisives et les canines. Les prémolaires et les deuxièmes et troisièmes grosses molaires n'ont pas de traces d'érosion. Les premières grosses molaires ont disparu.

D'après la forme et le siège des érosions, j'affirmai à la mère qu'une lésion semblable ne pouvait être produite que par un trouble brusque et passager, survenu vers l'âge de 3 ou 4 ans.

C'est alors qu'elle se souvint, tout à coup, que vers l'âge de 4 ans sa fille avait fait une chute grave sur la tête. Une affection oculaire était apparue peu de temps après cette chute. M. Berger, oculiste, à qui je conduisis la jeune fille, constata que le fond de l'œil était sain, mais que les cornées présentaient de l'aberration de réfrangibilité.

Etiologie :

Quelles sont les causes reconnues capables de produire les érosions dentaires ?

La syphilis, l'éclampsie, les pyrexies de l'enfance (scarlatine, rougeole, coqueluche, variole, etc.), les cachexies graves, le rachitisme et les intoxications mercurielles, en sont autant de causes classiques.

Examinons-les maintenant une à une.

La syphilis héréditaire peut être écartée tout d'abord, car nous n'avons pu la retrouver dans les antécédents héréditaires de notre malade.

Je connais sa mère, sa grand'mère, son arrière grand-père maternel et son père ; tous jouissent de bonnes santés, avec de bonnes dents et sans trace de syphilis.

Elle a cinq frères qui n'ont pas d'érosions dentaires.

De plus, la syphilis, ainsi que le rachitisme et la scrofule, impriment à la dent des altérations de forme générale et de structure intime, qui n'ont aucun rapport avec les éros'ons que présente notre malade.

Pas d'éclampsie, pas de pyrexie et pas d'intoxication mercurielle.

Quant au rachitisme, nous avons dit qu'elle n'en porte pas de traces.

Ainsi donc, aucune de ces causes ne peut être incriminée.

Il ne reste à considérer que la chute sur la tête faite par l'enfant à l'âge de 4 ans.

Pour cela, voyons quel est l'état de la calcification des dents à cette époque de la vie.

D'après le tableau graphique de Pierce, que nous donnons dans notre thèse de doctorat, voici l'état de cette calcification à l'âge de quatre ans.

Incisives centrales : un tiers et demi de leur couronne.

Incisives latérales : un tiers et quart.

Canines : un tiers.

Premières molaires : deux tiers.

Les deux prémolaires et les deuxième et troisième molaires n'ont pas commencé leur calcification.

Or, cet état de calcification correspond exactement avec le siège des érosions de notre malade.

Par conséquent, je pense que le choc reçu sur la tête a produit un trouble fonctionnel sur la cinquième paire crânienne.

Maintenant, comment expliquer les relations de cause à effet, entre la chute faite par l'enfant et les troubles dentaires et cornéens que nous avons constatés ?

Si nous considérons les traumatismes reçus sur la tête, en général nous pouvons les diviser en deux groupes : les uns d'ordre local, les autres d'ordre diffus.

Les phénomènes d'ordre local sont occasionnés, soit par une esquille détachée de la voûte, ou bien par une hémorrhagie produisant une compression d'un point quelconque des hémisphères.

Les phénomènes d'ordre diffus sont caractérisés par une sorte de commotion dans l'ensemble des centres nerveux.

Les phénomènes d'ordre local sont divisés à leur tour en troubles croisés et en troubles directs.

Les manifestations seront croisées lorsqu'une lésion sur un hémisphère droit sera manifestée par des paralysies ou par des excitations du côté gauche. Dans le 2ᵉ cas, lésions inférieures, les manifestations seront directes ; ainsi par exemple, une fracture du rocher droit pourra amener une paralysie du nerf facial droit.

Mais quelle que soit la variété de ces troubles locaux, ils seront toujours unilatéraux.

Or, comme les troubles que présentait notre malade étaient bilatéraux, nous avons éliminé l'hypothèse d'une lésion locale, lors de la chute qu'elle fit sur la tête.

Voyons les troubles diffus :

Ces troubles peuvent bien être bilatéraux comme dans notre cas ; mais comment expliquer le choix exclusif des nerfs de la 5ᵉ paire crânienne ?

Pour éclaircir ce point, faisons un peu d'anatomie. Sauf les nerfs de la 1ʳᵉ et de la 2ᵉ paire, optiques et olfactifs, placés tout à fait dans l'étage antérieur de la base du crâne, les autres sont plus ou moins protégés contre une secousse de la masse encéphalique, car les 3ᵉ, 4ᵉ et 6ᵉ paires sont si minces, qu'elles n'offrent pas de résistance.

La 7ᵉ et la 8ᵉ paire sont protégées par les rochers.

Les 9ᵉ, 10ᵉ, 11ᵉ et 12ᵉ paires émergent si bas du bulbe qu'elles ne sont presque pas dans le crâne, tandis que la 5ᵉ paire, le trijumeau, qui nous occupe, est le plus gros de tous les nerfs crâniens.

Emergeant de la protubérance annulaire, il vient s'élargir en formant le gros ganglion de Gasser sur la face supérieure des rochers, d'où partent après, ses trois branches : ophtalmique de Willis, maxillaire supérieur et maxillaire inférieur.

C'est cette disposition anatomique, croyons-nous, qui explique pourquoi cette paire seule a été affectée.

Les autres paires crâniennes peuvent cependant être atteintes, mais les organes auxquels elles se rendent, peuvent, s'ils ont été lésés en même temps que les dents, se réparer, et par suite, la lésion disparaître sans laisser de trace. L'émail des dents, au contraire, ainsi que le cristallin, étant d'origine ectodermique, n'est pas susceptible de réparation, et la lésion reste indélébile.

Les troubles qui se sont manifestés aussi du côté de la

cornée, me confirment dans cette idée qu'il s'agit d'une lésion de la 5ᵉ paire.

Car les cornées, ainsi que les dents, sont innervées par cette paire crânienne.

Et c'est aussi l'avis du Dᵣ Berger.

Mes conclusions furent donc les suivantes : même étiologie pour les deux affections concomitantes : arrêt de développement de la cornée et de l'émail de certaines dents, à la suite d'une chute sur la tête, survenue dans la première enfance.

DEUX CAS

D'IMPLANTATION DENTAIRE CONSOLIDÉE

AVEC PRÉSENTATION DE MALADES

PREMIÈRE OBSERVATION.

Mme S..., 25 ans, grande, robuste, de très bon état général, me fut adressée par notre confrère, M. Bruel, pour l'implantation de l'incisive latérale gauche.

Voici ce qu'elle me raconta à ce sujet :

Il y a cinq ans elle s'était adressée à un dentiste, pour se faire soigner cette dent, dont la pulpe était morte. Comme résultat de ce traitement, la malade fut frappée de plusieurs crises d'ostéopériostite aiguë ; ces crises se répétaient à chaque nouvelle tentative de traitement jusqu'à ce que le dentiste se décida à sacrifier la couronne de la dent, et à mettre une dent artificielle, montée sur un appareil de prothèse.

La malade porta ainsi cette dent pendant 4 ans ; mais lassée des ennuis que lui causait le dit appareil, elle songea à se faire soigner sa racine afin d'y placer une dent à pivot. C'est alors qu'elle réclama les soins de notre ancien élève M. Bruel.

M. Bruel, plus heureux que le dentiste qui lui avait donné ses soins antérieurs, réussit à stériliser la racine sans inconvénient et y plaça une couronne de Logan.

La malade était enchantée du résultat tant désiré, lorsqu'au bout de quatre ans une fracture longitudinale de la racine vint réveiller à nouveau ses anciennes inquiétudes. Comme la malade ne voulait plus entendre parler d'appareil de prothèse, c'est alors que notre confrère me l'adressa.

A l'examen de sa bouche, j'ai pu constater que ses arcades dentaires articulent régulièrement, que la presque totalité des molaires existent encore, et que la bouche est très saine et très bien entretenue.

Ces circonstances sont des plus favorables à la réussite des greffes dentaires.

L'incisive latérale droite porte une couronne de Logan.

Depuis un mois la malade fait tenir sa dent à pivot dans la racine fracturée de gauche, en entourant le pivot avec un fil, ce qui amène une infection de la région.

Le 21 janvier 1899, je commençai par produire l'anesthésie locale, au moyen de la *cocaïne-phénylique Poinsot*, et ensuite je me mis à la recherche des fragments de racine restés au fond de l'alvéole. J'ai eu beaucoup de mal à extraire la partie correspondant à l'apex, car il fallait agir avec prudence, afin de ne pas déchirer les rebords gingivaux dont j'avais besoin pour recouvrir la dent greffée.

L'alvéole une fois libre du reste de la racine, je l'agrandis en largeur et en profondeur, car la racine que j'avais à implanter était de beaucoup plus grande que celle qui existait précédemment dans l'alvéole.

Pour cette opération, je me suis servi des *reamers* du Dr *Ottolengui* montés sur le tour électrique de Doriot.

Je fis entrer la dent à frottement dur, en la frappant avec un maillet automatique portant une pointe en bois à son extrémité.

La dent implantée était composée d'une racine naturelle, avec une couche de cément décalcifié, portant une couronne en porcelaine de Logan.

Elle était si solide immédiatement après l'implantation, que je n'eus pas besoin de la ligaturer aux autres dents.

Une incision profonde, faite sur la gencive au niveau de l'apex de la racine, fut suivie d'une abondante émission sanguine qui fut favorisée en maintenant la lèvre relevée pendant quelques minutes.

L'opération se termina par un badigeonnage sur la gencive à la teinture d'iode.

Pendant la durée de l'opération, la bouche, et en parti-

culier l'alvéole, furent lavées constamment avec une solu-
tion antiseptique au cyanure de mercure, phénosalyl et
salol.

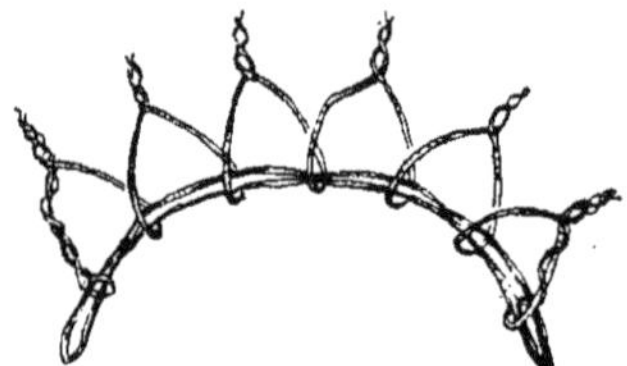

Fig. 1.

Tous les instruments employés avaient été préalable-
ment stérilisés à l'eau bouillante.

Les suites opératoires furent excellentes malgré le milieu infecté sur lequel l'implantation fut faite.

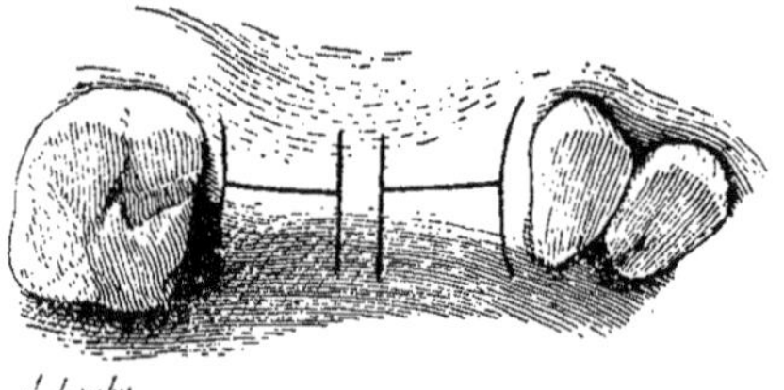

Fig. 2.

Le 9 février, la dent étant un peu branlante, je fis des
ligatures en fil de platine aux dents voisines.

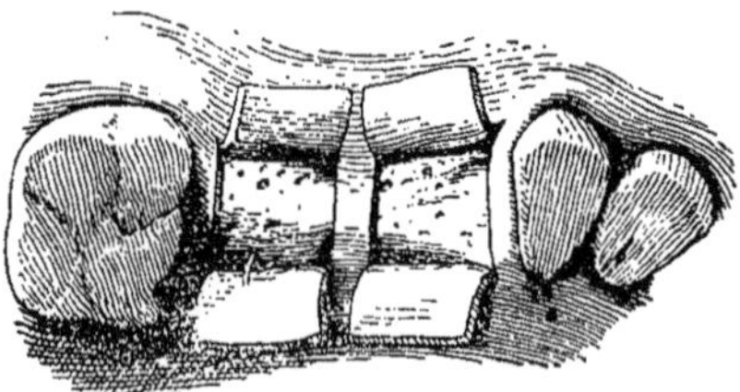

Fig. 3.

Le 13 mai, soit 3 mois plus tard, j'enlevai les ligatures
et la dent était définitivement consolidée.

Deuxième observation.

Mlle M..., 25 ans, bon état général.

Ses arcades dentaires articulent régulièrement.

Plusieurs molaires manquent déjà.

La première prémolaire supérieure gauche fut extraite en 1890.

La canine du même côté a perdu sa couronne par suite de carie.

En 1894, après stérilisation immédiate du canal radiculaire de cette dernière dent, j'y fixai une couronne de Logan.

J'anesthésiai, avec la même préparation de cocaïne, la gencive correspondante à la première prémolaire gauche.

Une incision en H me permit de relever deux lambeaux profonds qui comprenaient le périoste. L'os fut trépané, puis j'y implantai une prémolaire naturelle sèche que je maintins en place par des ligatures en platine aux dents voisines.

Ces ligatures furent enlevées 2 mois plus tard lorsque la dent était consolidée.

Il y a deux ans, la couronne de cette dent s'étant profondément cariée par sa face distale, je l'obturai à l'amalgame, et c'est pourquoi la couronne a cette teinte grise.

En résumé, cette dent, qui est en très bon état actuellement, a rendu pendant cinq ans des services constants de mastication.

M. Rodier fait remarquer l'absence d'appareil de contention. Sur les greffes et réimplantations qu'il a eu l'occasion de faire, il n'a jamais placé d'appareil de contention, du moins immédiatement, et a obtenu les meilleurs résultats sans appareils qui gênent les malades et provoquent l'infection.

M. Pietkiewicz évite toujours les ligatures, mais il est des cas où il faut en faire.

Dans le cas présent, pourquoi n'a-t-on pas placé une dent entière au lieu d'une dent de Logan ajustée sur une racine ? La racine enfoncée à force a causé une réaction un peu vive.

M. Cruet. Il faut tenir compte des conditions de la réimplantation. — Il a eu le tort d'enlever un appareil au bout de deux jours à un enfant qui rentrait au collège.

C'est une question d'espèce et de cas particulier.

M. Amoedo donne une grande importance à la ligature qui doit être gardée 3 mois. La soie s'infecte : il préfère 3 boucles en fil métallique. Il a mis une dent de Logan n'ayant pas de dent naturelle assortie à la bouche ; ce n'est pas l'action mécanique du maillet, mais l'infection qui a causé l'inflammation consécutive.

M. Amoedo présente ensuite *une dame ayant subi l'implantation d'une dent naturelle dans une alvéole artificielle.*

M. Pietkiewicz. L'alvéole artificielle a été pratiquée 4 ans après la perte de la dent ; malgré la résorption assez considérable qui a dû se produire, la gencive est au même niveau que sur les autres dents, ce qui est remarquable.

M. Amoedo. On pourrait mettre ce phénomène sur le compte de l'ostéite condensante ; j'en ai eu déjà un autre exemple.

M. Gaillard reprend l'observation de M. Pietkiewicz et la précise.

M. Amoedo expose la technique de son implantation avec schéma au tableau ; il incise la gencive, pratique 2 lambeaux palatin et labial, ce dernier plus large. Il fait remarquer qu'il a soin de comprendre le périoste dans ses lambeaux.

M. Cruet. Nous admettons l'exactitude de l'observation : la dent est réimplantée depuis 5 ans, 4 ans après l'extraction. L'explication de M. Amoedo est plausible : par ses lambeaux, il allonge la gencive, et, malgré la résorption, la gencive peut encore se trouver de niveau.

M. P. Sebileau. Il me semble qu'on peut répondre à la question posée par MM. Pietkiewicz et Gaillard de la manière suivante :

Quand M. Amoedo, après avoir incisé la gencive d'avant en arrière au niveau du point où il doit creuser l'alvéole, décolle cette gencive pour en faire deux lambeaux, l'un externe, l'autre interne, lesquels doivent ensuite engainer la dent, il ne décolle pas seulement la muqueuse, mais encore le périoste. Ainsi chacun des deux remparts qu'il constitue à la dent nouvelle est, en réalité, composé de deux couches : l'une extérieure ou superficielle, muqueuse ; l'autre intérieure et profonde, périostale. Il est probable qu'ici le périoste obéit à la loi générale qui régit sa physiologie, à savoir que, séparé de son os, il fabrique du tissu osseux par sa face profonde fertile.

C'est sans doute de cette manière que le lambeau gingival se double, à sa face profonde, d'une mince lamelle osseuse qui, en réalité, est une vraie reconstitution par le périoste des procès alvéolaires détruits par la résorption qui suit l'extraction.

Imp. J. Thevenot, Saint-Dizier (Haute-Marne).

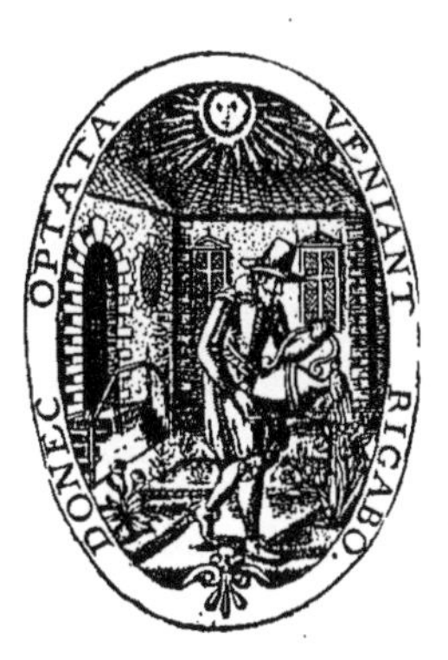
OPTATA VENIANT
DONEC
RIGABO